Martel

T 91
21 e

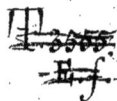

SUR L'EMPLOI

DU

GALVANISME,

DANS

UNE HERNIE INCARCÉRÉE;

OBSERVATION RECUEILLIE

Par MM. C.-B. MARTEL, Docteur en Médecine
DE LA FACULTÉ DE PARIS,
et L.-L. VIDAL aîné, Chirurgien des Hospices
DE MONTBRISON.

In omnibus ferè, minùs valent
præcepta quàm experimenta.
QUINTIL., *lib. II, ch.* 5.

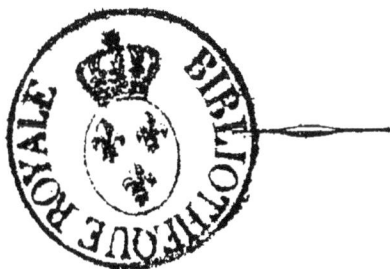

MONTBRISON,

IMPRIMERIE DE V.e BERNARD, LIBRAIRE.

—◦◦—

M. DCCC. XXVII.

SUR L'EMPLOI

DU GALVANISME

DANS

UNE HERNIE INCARCÉRÉE.

Observation.

B..., vigneron, âgé de 46 ans, d'un tempérament sanguin, d'une assez bonne constitution, était affecté, depuis environ une trentaine d'années, d'une hernie inguinale du côté droit; il n'avait jamais porté de brayer, et cependant il avait toujours vaqué assez librement aux travaux pénibles de son état. Dans le cours de sa vie, il ressentit des coliques assez vives, mais qui n'eurent pas de durée, si ce n'est une seule fois où il fut obligé de faire appeler un Médecin qui, l'ayant saigné, réduisit heureusement la hernie.

Au mois de mars 1827, B..., après avoir soupé copieusement, fut de nouveau tourmenté de coliques accompagnées de vomissemens : le Médecin qui fut appelé fit mettre le malade au bain, et, par le taxis, s'efforça de faire rentrer la hernie. Ces tentatives de réduction furent renouvelées infructueusement pendant six jours consécutifs avec opiniâtreté; au rapport du malade on employait plusieurs heures par jour à ces inutiles, pour ne pas dire dangereuses, manœuvres; on prescrivit aussi des lavemens purgatifs, ainsi que l'application de la glace sur la tumeur formée par la hernie. Après cela, ce Médecin, pour des raisons particulières, fut obligé d'abandonner son malade, qui fut confié à nos soins; nous le trouvâmes dans l'état suivant : la peau était sèche et brûlante, le pouls petit et accéléré; la face était rouge, l'œil brillant, la langue sèche, rouge à la pointe et sur les bords, la soif ardente; le ventre était tendu et douloureux; le malade se plaignait de coliques qui occupaient alternativement divers points de l'abdomen, et quelquefois la hernie: cette dernière était très dure et douloureuse au toucher; le testicule du même côté avait plus du triple de son volume ordinaire; le cordon spermatique était aussi très engorgé et très douloureux; le malade avait le hoquet et des nausées, mais point de vomissemens; il n'était point allé à la selle depuis six jours, et cependant dans les vomissemens précédens on n'avait rien remarqué qui ressemblât à des matières fécales : ce n'était que des glaires, mêlées aux boissons qui avaient été prises; d'ailleurs B... prétendait ressentir des borborygmes qui se prolongeaient dans la hernie. D'après cela nous présumâmes que la hernie n'était qu'engouée, nous ne fîmes donc aucune tentative de réduction, de crainte d'augmenter l'inflammation qui nous parut être le plus grand obstacle à la réduction de la hernie. [*Eau de veau légère, édulcorée avec le sirop de limon; lavemens émolliens; quarante sangsues dont la plus grande partie sur la hernie, et le reste dispersé sur l'abdomen.*] L'émission sanguine fut entretenue par des compresses imbibées d'eau de mauves; elle fut très abondante. Le malade se trouva mieux la nuit; il dormit une heure assez paisiblement; il n'eut point d'envie de vomir, quoiqu'ayant beaucoup bu; il urina abondamment; les lavemens furent rendus mélangés à quelques matières fécales.

Le lendemain, *VIII.ᵐᵉ Jour*, à dater de l'invasion de la maladie, le pouls était toujours accéléré mais plus souple

et plus développé; la soif était moins ardente. [*Trente sangsues, fomentations émollientes et huileuses sur le ventre, lavemens
émolliens.*] Paroxisme le soir, avec une légère oppression, cependant la nuit fut assez tranquille; le malade reposa quelques instans. Les lavemens provoquèrent une légère selle.

IX.ᵐᵉ Jour. — Le malade se trouve bien. Le ventre est
souple, la hernie très ramollie; le testicule est presque reve-
nu à son état naturel et le cordon est beaucoup moins engorgé. Nous tentons le taxis avec beaucoup de ménagemens:
la hernie rentre avec facilité, en faisant entendre un gargouillement très prononcé. Quelques heures après, une selle
bilieuse assez abondante fut provoquée par une potion
avec la manne et le sirop de fleurs de pêcher. L'état du malade n'est pas sensiblement amélioré : le pouls est toujours
très vif; la peau sèche et brûlante; le ventre douloureux
au toucher. Le paroxisme du soir eut lieu comme de coutume; une partie de la nuit fut très agitée; le malade ne
reposa que sur le matin.

X.ᵐᵉ Jour. — La hernie qui avait reparu, à cause des
mouvemens que le malade avait été obligé de faire pour
aller à la selle, se réduit facilement en faisant entendre
un gargouillement très prononcé. Cependant, quoique le
ventre soit libre, il est encore douloureux, et les douleurs
y sont vagues et lancinantes. [*Trente sangsues sur l'abdomen.*]
Quelques selles bilieuses et liquides ont lieu dans la journée.
Paroxisme le soir; nuit agitée; un peu de sommeil le matin.

XI.ᵐᵉ Jour. — Même état.

XII.ᵐᵉ Jour. — La peau est toujours sèche et brûlante,
le pouls fébrile, la langue rouge, le ventre douloureux, un
peu météorisé. Comme le moindre mouvement fait reparaître la hernie, on essaye de la maintenir réduite, au
moyen d'un brayer, mais la grande sensibilité du cordon
rend la moindre pression insupportable. La voix du malade

est éteinte; il se sent défaillir; il demande des alimens avec instance; on lui permet un bouillon. Ses parens, trouvant sans doute ce repas trop léger, y ajoutent d'autres alimens. B... passe une très mauvaise nuit; il est tourmenté d'une suffocation insupportable, jusqu'à ce qu'il ait rendu les alimens qu'il avait pris. Les efforts du vomissement ont fait reparaître la hernie presque plus volumineuse qu'auparavant; cependant, par un taxis prolongé, on parvient à la réduire de nouveau. Malgré cela, le hoquet qui n'existait plus depuis plusieurs jours reparaît, ainsi que les envies de vomir; le ventre est plus douloureux et plus météorisé.

XIII.*me* Jour. — B... est abattu; il ne repond aux questions qu'on lui fait que lorsqu'on lui parle d'une voix élevée. Le ventre augmente de volume; plusieurs lavemens sont rendus sans la moindre teinte de matières stercorales. Le paroxisme du soir est plus fort et accompagné d'une oppression très pénible, qui provenait sans doute de la plénitude de l'estomac, car le malade est soulagé aussitôt qu'il a vomi les boissons qu'il avait prises, mélangées à une grande quantité de bile jaunâtre.

XIV.*me* Jour. — Le hoquet et les nausées persistent; le ventre se tend de plus en plus; les coliques reparaissent, et les lavemens sont toujours rendus tels qu'ils ont été pris. Après avoir examiné attentivement la hernie, nous remarquâmes que, quoiqu'elle fût réduite, il restait encore une tuméfaction dans le milieu de l'anneau inguinal; nous pensâmes qu'une petite anse intestinale y restait engagée, et que le refoulement occasionné par la tension de l'abdomen en était la cause. L'action du taxis étant trop médiate pour faire la réduction de l'intestin, il nous sembla qu'en lui donnant un mouvement convulsif, au moyen du galvanisme, nous pourrions en opérer la rétraction. Nous soumîmes donc aussitôt le malade à l'influence d'une auge de vingt-quatre couples, de trois pouces de diamètre. Un conducteur en contact avec le pôle cuivre et terminé par une ca-

pôle en argent fut introduit dans l'anus; l'autre partant
du pôle zinc fut placé sur la langue. Aussitôt le malade ressentit une chaleur vive mais supportable aux deux points de
contact; quelques minutes après, cette chaleur se propagea
et fit éprouver dans les intestins comme une ondulation brûlante. Aucune secousse générale ne fut donnée, et l'œil ne
perçut que des lueurs très légères. Bientôt nous entendîmes
des borborygmes dans toute l'étendue du ventre, et en y met-
tant la main on sentait les contractions des intestins. Cependant rien ne se manifestait encore dans la hernie, que nous
avions soin de tenir réduite autant qu'il nous était possible:
ce ne fut environ que six à huit minutes après l'application
de l'appareil que nous commençâmes à y ressentir comme
un léger frémissement; le mouvement augmente de plus
en plus; enfin la convulsion devenant manifeste, et une légère pression avec la main secondant ce mouvement intestinal, nous nous apperçûmes que l'anneau était libre et la hernie complettement réduite. Nous laissâmes cependant encore
le malade sous l'influence du galvanisme pendant quelques
minutes, et ce ne fut que lorsqu'il manifesta le désir d'aller
à la selle que nous l'en délivrâmes; la durée de l'opération
fut d'un quart d'heure environ; aussitôt après le malade fut
mis sur le siège, où il rendit avec effort une selle liquide.
Nous le fîmes remettre au lit. Il disait toujours ressentir
une grande chaleur dans le ventre, où l'on entendait encore une heure après un murmure continuel; des vents par
haut et par bas furent rendus fréquemment. La chaleur
dans l'abdomen dura depuis trois heures après midi, où
l'appareil galvanique fut appliqué, jusqu'à huit heures du
soir; elle fut accompagnée d'une soif assez vive, la langue
nous parut plus sèche et plus rouge, la peau plus brûlante
et le pouls plus vif. Le paroxisme du soir eut lieu comme de
coutume. La nuit fut agitée; le malade but beaucoup, mais
il n'eut ni oppression, ni hoquet, ni nausées; il fit deux selles
jaunâtres, liquides, assez abondantes, à l'aide de plusieurs
demi-lavemens émolliens.

XVme *Jour.* — Quoique le malade ait rendu plusieurs selles depuis l'application de l'appareil galvanique, le ventre reste toujours tendu, météorisé, douloureux au toucher; la peau est brûlante, le pouls vif et accéléré. Le malade se sent défaillir, surtout lorsqu'il sommeille un instant. [*On permet un peu de gelée de veau.*] Le paroxisme du soir fut violent, et toute la nuit agitée.

XVIme *Jour.* — Le malade s'inquiète; il prend la fantaisie de se lever, et se fait mettre sur un siège où il reste plus d'une heure. Ce mouvement fait reparaître la hernie. Nous la réduisîmes quelques heures après, mais avec peine. Le soir, grande agitation, quelques coliques; nuit orageuse; coliques plus intenses, oppression, nausées, vomissemens d'un liquide porracé; ce qui procure un calme momentané.

XVIIme *Jour.* — Le ventre est beaucoup plus tendu que la veille; la hernie qui avait reparu, par les secousses des vomissemens, se réduit avec beaucoup de difficulté, et l'on s'apperçoit, lorsqu'elle est réduite, que la même tuméfaction que nous avions précédemment remarquée existe dans le canal inguinal. Le taxis est encore impuissant pour en opérer la réduction. Les Symptômes de l'étranglement, comme hoquet, nausées, vomissemens, interruption du cours des matières fécales, reparaissent. Nous ne balançâmes pas à appliquer de nouveau l'appareil galvanique : il produisit les mêmes phénomènes que précédemment, et nous en obtînmes les mêmes résultats. Aussitôt que l'intestin fut dégagé, le malade n'eut ni hoquet, ni nausées, ni vomissemens, mais il se plaignit d'une très vive chaleur dans le ventre, qui dura une partie de la nuit, qui fut très agitée. La soif fut ardente, l'urine rouge et peu abondante; une selle liquide et jaunâtre eut lieu sans lavement.

XVIIIme *Jour.* — Quoique le ventre soit peu douloureux, il est très météorisé. La peau est sèche et brûlante, le pouls très accéléré et concentré. Une petite toux sèche se fait entendre ; le malade prend un air hébété, il est indifférent à tout ce qui se passe autour de lui ; cependant il ne délire point ; ses reponses, quoique lentes, sont justes. Le paroxisme du soir fut violent, et toute la nuit très agitée.

XIXme Jour. — La hernie est toujours parfaitement réduite ; le ventre est libre mais très ballonné. Le malade a de la toux avec un peu d'oppression ; il se plaint d'une douleur lancinante au côté droit. Le soir la toux augmente avec la fièvre. Dans la nuit délire fugace, grande agitation.

XXme Jour. — Toux plus fréquente, expectoration sanguinolente ; d'ailleurs l'état général du malade est à peu près le même.

XXIme Jour. — L'oppression est plus pénible, la respiration fréquente, un peu bruyante ; les crachats sont mêlés à du sang d'un rouge noirâtre. Le malade est très affaissé ; on le soulève difficilement pour le mettre sur le vase, où il rend avec peine une selle liquide et jaunâtre. Le soir l'œil devient brillant ; le malade s'agite ; il parle avec volubilité, et, dans un délire gai, il raconte quelques évènemens de sa vie qui datent d'une époque très éloigné ; cette loquacité dura toute la nuit.

XXIIme Jour. — Même état.

XXIIIme Jour. — La respiration est pénible et stertoreuse.

XXIVme Jour. — Tous les symptômes s'aggravent ; la loquacité devient continuelle et gaie ; les traits s'affaissent, l'œil s'éteint, une sueur froide couvre la face et la poitrine, le pouls se perd, les extrémités se refroidissent. Mort dans la nuit.

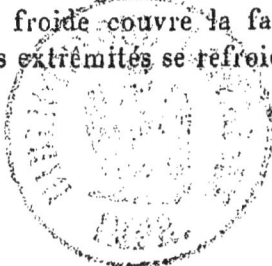

Autopsie Cadavérique.

Les plèvres sont enflammées surtout du côté droit. Les poumons sont gorgés d'un sang noirâtre ; ils sont peu crépitans. Leur muqueuse est un peu plus rouge que dans l'état naturel. Des mucosités sanguinolentes engouent les bronches. La cavité du péricarde contient environ une once de sérosité. Le cœur est flétri mais ne présente rien de remarquable.

La dissection de la hernie nous a présenté le sac herniaire enflammé, épaissi et tellement uni aux parties qui le touchent qu'on l'en séparait difficilement. L'épiploon avait contracté avec ce dernier une adhérence à la partie supérieure et antérieure du canal inguinal. Cette adhérence était disposée de telle manière qu'elle occupait la moitié de la circonférence de l'anneau, formait ainsi une espèce de soupape placée à son orifice supérieur, et, comme l'épiploon était extrêmement enflammé et engorgé, il fallait une certaine force pour vaincre la résistance qu'il opposait à la liberté du passage de ce conduit. Le cordon spermatique était enflammé ; le testicule du même côté participait à cette inflammation, ainsi que sa tunique vaginale qui contenait dans sa cavité un gros environ de sérosité jaunâtre. La circonvolution de l'intestin grêle, qui avait formé la hernie, était libre mais présentait extérieurement une teinte bien plus rouge que tout le reste du tube intestinal. Le péritoine était très enflammé et épaissi dans toute son étendue. Il s'était exhalé de cet organe membraneux deux livres à peu-près d'un liquide séro-purulent que nous avons trouvé retenu dans ses divers replis et principalement dans la cavité pelvienne. Le foie ne participait pas à l'inflammation. La vésicule biliaire était distendue par une bile jaunâtre. L'incision de l'estomac a laissé échapper un gaz fétide qui le distendait énormément ; sa cavité ne contenait qu'un liquide safrané ; on remarque sur sa membrane muqueuse des traces

d'une vive inflammation. Le duodenum était enflammé
et rempli d'une bile jaunâtre. Les intestins grêles énormément météorisés ne contenaient qu'une petite quantité
d'un liquide d'un jaune foncé ; les traces d'inflammation sur
leur membrane muqueuse étaient irrégulières, et prenaient
une intensité plus grande dans une étendue d'environ dix à
douze pouces, au milieu de la longueur intestinale, partie
qui avait été engagée dans la hernie : là cette membrane ainsi
que les autres tissus qui forment l'intestin n'offraient d'autres marques d'altération qu'une couleur rouge foncé et un
épaississement plus remarquable qu'ailleurs. Les gros intestins très météorisés n'avaient dans leurs cavités qu'une petite
quantité de matières fécales; ils offraient aussi des traces ma-
nifestes d'inflammation qui se propageaient jusqu'au rectum.

Les reins et la vessie étaient dans l'état naturel.

+-+-+-+-+

Réflexions.

Cette observation n'est intéressante qu'en ce qu'elle peut
donner une légère idée des espérances que l'on peut conce-
voir de l'emploi du galvanisme dans les hernies étranglées,
proposé par M. Leroy d'Étiolle. On peut même avancer
qu'il serait assez rare de trouver un cas où ce moyen soit plus
applicable. Le malade n'offrait alors que les symptômes d'un
étranglement interne peu intense; l'intestin n'était que légè-
rement serré, dans la partie supérieure de l'anneau par l'épiploon, qui y avait contracté des adhérences, et n'opposait
à la réduction qu'une résistance si peu considérable qu'on
l'aurait facilement surmontée si une puissance directe avait
été employée. En effet, l'anse de l'intestin qui faisait hernie
se réduisait en partie, c'est-à-dire que la partie supérieure ren-

trait, pressée par l'inférieure, dont une portion restait dans l'anneau, parceque le taxis ne pouvait pas agir assez immédiatement sur elle. Il faut dire aussi que cette disposition de l'épiploon était singulièrement favorisée, pour déterminer l'étranglement, par l'inflammation du cordon testiculaire, dont l'engorgement contribuait à diminuer le diamètre du canal inguinal. Cet engorgement inflammatoire du cordon, occasionné sans doute par le taxis opiniâtre qui avait été employé, et par la compression qu'il avait éprouvé dans l'anneau, était tellement considérable dès le principe que, sans l'application réitérée des sangsues, qui le dégorgèrent ainsi que les parties circonvoisines, jamais on ne serait parvenu à réduire la hernie sans débrider l'anneau à l'aide du bistouri.

L'opération aurait-elle été préférable? Aurait-il été plus rationnel de chercher à détruire, par l'instrument tranchant, un étranglement sur le siège et la nature duquel nous n'avions que des données douteuses, pour asseoir notre diagnostic? Fallait-il nous exposer à tenter une opération des plus graves, de laquelle, en voyant l'ensemble du malade, nous ne pouvions tirer qu'un augure funeste? Non certes, nous aurions encore préféré l'expectation, qui déjà nous avait réussi, comme on peut le voir, au neuvième jour de la maladie. Il est vrai qu'alors il y avait des symptômes qui annonçaient que la hernie n'était qu'engouée, et que la nature, secondée par l'art, allait bientôt vaincre l'obstacle qui s'opposait au cours naturel des matières fécales; tandis que, dans la série des phénomènes du second étranglement, tout annonçait que la maladie allait prendre une intensité plus grande : les vomissemens n'étaient plus, comme précédemment, des glaires mêlées aux boissons, mais des matières bilieuses plus ou moins foncées, qui, quoique n'ayant pas encore l'odeur des matières fécales, ne laissaient pas que de nous présager que ces dernières ne tarderaient pas à arriver. Il fallait donc dans une telle position se déterminer à employer un moyen énergique qui rétablît promptement le cours naturel des intestins. La théorie de M. Leroy-d'Étiolle, quoique pas encore étayée de faits pratiques, du moins à notre connaissance, parut nous offrir des avantages, dans l'hypothèse où nous nous trouvions. Nous n'avions à notre disposition qu'une auge de vingt-quatre couples de trois pouces de diamètre, et, comme ce Médecin en propose une d'un effet bien moins énergique, nous ne tentâmes l'emploi de cette machine qu'avec beaucoup de précaution, dans la crainte de donner à notre malade une secousse trop forte. Cependant, après le premier essai, B... n'ayant éprouvé aucune commotion, et n'ayant perçu au yeux qu'une légère lueur, nous continuâmes notre expérience dans la plus grande sécurité. A la chaleur près, qui fut ressentie dans les intestins, le malade n'en fut nullement incommodé.

Par ce nouveau genre de médication, nous dégageâmes l'intestin incarcéré plus facilement et avec moins de dangers que par l'opération. Il est vrai qu'on pourrait avancer que ce courant électrique a pu donner une nouvelle activité à la phlegmasie qui régnait dans tout l'abdomen; mais la dissection des parties déjà enflammées n'a-t-elle pas le même inconvénient? On nous dira peut être que par l'opération nous aurions détruit l'adhérence qu'avait contracté l'épiploon avec le sac herniaire, à la partie supérieure de l'anneau, et qu'ainsi nous aurions enlevé une cause d'inflammation; cette objection ne serait vraie que jusqu'à un certain point, car l'épiploon, quoique serré dans la partie supérieure de l'anneau, n'y était pas précisément étranglé; la preuve en est qu'aussitôt que l'intestin fut réduit, tous les symptômes d'étranglement s'appaisèrent. On peut même dire que cette disposition de l'épiploon aurait pu tourner à l'avantage du malade, car il aurait pu contracter des adhésions nouvelles avec les parois de l'anneau inguinal, et par là amener une cure radicale de la hernie. Au reste, si cet état de gêne de l'épiploon avait été une cause de la continuation des symptômes inflammatoires, nous l'aurions sans doute trouvé gangrené lors de l'autopsie; nous le trouvâmes,

il est vrai, plus enflammé, mais il avait cela de commun avec
la portion herniée de l'intestin, qui était dégagée depuis
plusieurs jours. Cependant on ne peut nier que le malade
n'ait succombé sous la violence d'une phlegmasie du péritoine et des intestins, et si cette phlegmasie était primitive-
ment causée par l'étranglement d'une portion de ces organes
qui n'avait jamais été intense, elle devait naturellement
cesser ou du moins s'appaiser quand cette compression
n'existait plus. Si tel était le résultat qu'on devait attendre,
quelles sont donc les causes qui ont amené un autre évènement? L'incarcération de la hernie ne fut-elle que secondaire,
et l'inflammation du péritoine et des intestins fut-elle la
maladie primitive? Quoique nous n'ayons pas observé la
maladie à son début, nous serions tentés d'adopter cette opi-
nion, quand nous réfléchissons que l'étranglement n'a jamais été assez intense pour déterminer un pareil désordre;
car dans le principe, la hernie n'était que simplement engouée, puisque le cours des matières fécales s'était rétabli,
avant même qu'on eût opéré la réduction; en second lieu,
l'intestin n'était qu'incarcéré, et la compression n'était pas
assez forte pour devenir une cause puissante d'inflammation
générale. Ainsi il nous faudra donc admettre que la phlegmasie était primitive, ou bien qu'elle a été occasionnée
d'abord par le taxis inconsidéré qui fut exercé les six premiers jours, et peut-être ensuite augmentée par les effets
stimulans du galvanisme; nous disons peut-être augmentée,
car les symptômes ne nous parurent pas prendre une intensité plus grande à la suite de nos deux expériences. Cette
inflammation, dès les premiers jours, se développa à nos
yeux sous le plus formidable appareil; nous la considérâ-
mes même alors comme l'unique maladie, et nous pensâmes
avec raison que nousréduirions facilement la hernie, aussitôt que nous aurions diminué les symptômes inflammatoires.

Si ce n'était les doutes qu'on peut élever que le galvanisme
peut fournir des alimens à l'inflammation qui existe presque toujours, surtout lorsque la hernie est étranglée depuis

un certain temps, ce moyen devrait être regardé comme précieux dans la thérapeutique de ces maladies. Il est vrai que si on ne considère que l'évènement, notre tentative n'en paraîtrait pas être une garantie; cependant, de ce que notre malade a succombé sous la violence d'une phlegmasie, on ne peut pas inférer de là que le galvanisme en a été la cause, d'autant plus que cette phlegmasie régnait avec la plus grande intensité avant son application. Quand nous nous décidâmes à tenter ce nouveau genre de médication, nous ne le fîmes que dans l'intention de détruire une complication qui venait encore aggraver l'état du malade, qui déjà nous paraissait si peu satisfaisant; nous ne le fîmes aussi que parceque l'opération nous parut entièrement impraticable, et d'ailleurs nous pensâmes que cette expérience, qui n'était nullement nuisible à ce sujet, pouvait nous devenir utile dans une autre circonstance. Ainsi, d'après ce que nous avons observé, nous croyons pouvoir tirer les conséquences suivantes : que le galvanisme peut être appliqué avec avantage dans une hernie nouvellement étranglée; qu'il convient surtout dans les cas d'engouement et de simple incarcération; mais que ce n'est pas un moyen assez puissant pour vaincre un étranglement intense; car, quoique nous ayons employé une pile assez forte, les contractions intestinales étaient si faibles, qu'il a fallu pour réussir que l'organe hernié ne fût que simplement retenu comme il l'était par l'épiploon qui ne lui opposait qu'une faible barrière. Au reste nous sommes persuadés qu'il n'y aurait pas d'inconvénient à tenter ce moyen, avant que d'en venir à une opération dont les succès sont toujours si incertains, et nous pensons que celle-ci se pratiquerait avec autant d'avantage que si le malade n'avait pas été soumis à l'influence du fluide électrique.

FIN.

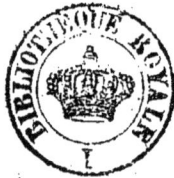

www.ingramcontent.com/pod-product-compliance
Lightning Source LLC
Chambersburg PA
CBHW050439210326
41520CB00019B/6001